annel

T_c^{41}
15

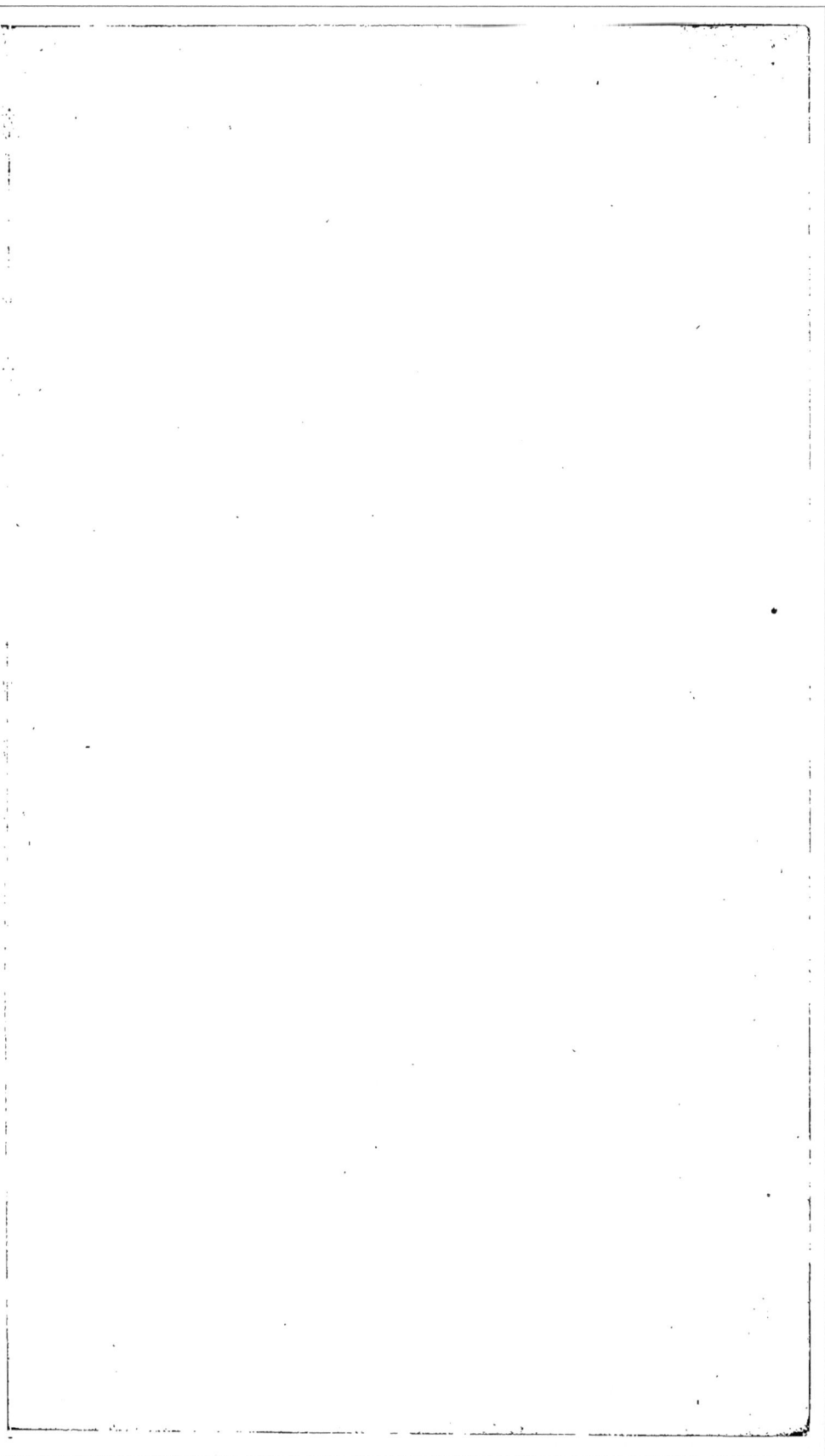

T_c $^{41}_{15}$

MÉMOIRE

SUR LA

PLANTATION DES ARBRES

DANS L'INTÉRIEUR DES VILLES,

PRINCIPALEMENT

AU POINT DE VUE DE L'HYGIÈNE PUBLIQUE.

LU EN SÉANCE PUBLIQUE
A LA SOCIÉTÉ ROYALE DE MÉDECINE DE BORDEAUX,
LE 24 DÉCEMBRE 1847,

PAR M. LE Dr J. JEANNEL,

Membre titulaire de ladite Société.

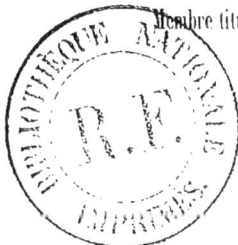

La probité est la première qualité d'un
observateur.

J. DE MAISTRE, *Soirées de Saint-
Pétersbourg.*

BORDEAUX,

IMPRIMERIE D'ÉMILE CRUGY,

Rue et hôtel Saint-Siméon, 16.

1848

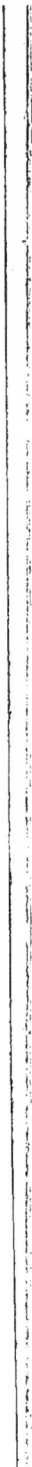

MÉMOIRE

SUR LA

PLANTATION DES ARBRES

DANS L'INTÉRIEUR DES VILLES,

PRINCIPALEMENT

AU POINT DE VUE DE L'HYGIÈNE PUBLIQUE.

MESSIEURS,

C'est une opinion généralement admise, que la plantation des arbres contribue également à l'embellissement, à l'agrément et à l'assainissement des villes. Cette opinion paraît solidement assise, quant à l'assainissement, sur des faits incontestables de physiologie végétale ; et quant à l'embellissement et à l'agrément, sur l'opinion publique.

Le but que je me propose n'est pas de heurter de front les idées reçues et mises partout en pratique ; je veux seulement, d'après les faits de physiologie humaine et de physiologie végétale, essayer d'apprécier numériquement l'importance de l'assainissement qui résulte de la plantation des arbres dans l'intérieur des villes ; je veux chercher à reconnaître quelle part il faut faire à l'embellissement qu'elle produit et à l'agrément qu'elle procure. En terminant, je proposerai un système en raison des faits que j'aurai pu mettre en lumière.

— Quelle est la valeur de l'assainissement produit dans les villes par la plantation des arbres?

Les animaux aspirent de l'oxygène et expirent de l'acide carbonique ; les végétaux, au contraire, aspirent de l'acide carbonique et expirent de l'oxygène ; rien n'est mieux démontré en chimie organique que cette solidarité des deux règnes et que l'uniformité de composition atmosphérique résultant de leurs fonctions respiratoires. Il est vrai que, dans l'obscurité, les végétaux produisent de l'acide carbonique, mais c'est un phénomène accessoire, et en somme ils décomposent bien plus d'acide carbonique pendant le jour qu'ils n'en produisent pendant la nuit, puisque tout leur accroissement en carbone provient d'acide carbonique décomposé. Or, puisque les végétaux décomposent de l'acide carbonique nuisible aux animaux, et exhalent de l'oxygène essentiellement nécessaire à leur vie, il est naturel de conclure qu'il faut planter des végétaux autour des habitations, et qu'on n'en saurait trop cultiver dans l'intérieur des villes ; dans les villes où l'air est vicié par la respiration d'une population agglomérée, où l'acide carbonique est produit à profusion par la combustion d'une immense quantité de carbone pour les besoins domestiques et industriels. — Les arbres plantés dans les villes sont donc le remède appliqué directement au foyer du mal.

La fraîcheur des ombrages, l'air de fête et la variété que les arbres donnent aux points de vue, la magnifique décoration qu'ils répandent le long des grandes voies de communication, tout se réunissait déjà pour engager les hommes à cultiver les grands végétaux près de leurs habitations ; la science est venue justifier et encourager leurs prédilections instinctives ; elle a déclaré, elle a prouvé que les végétaux assainissent l'air, et depuis lors c'est un devoir pour les administrations publiques de planter des arbres non seulement dans les larges espaces ménagés dans l'enceinte des villes pour la promenade des habitants, mais aussi dans les rues principales où les maisons sont assez écartées pour ne pas trop gêner la végétation.

Messieurs, il est rare que l'étude approfondie d'une question d'histoire naturelle ne produise rien autre chose qu'une satisfaction de curiosité; les faits bien compris conduisent toujours à un enseignement. Nous plantons des arbres dans nos villes, pensant assainir l'air que nous y respirons. Eh bien! il nous serait utile de savoir ce qu'il faut attendre raisonnablement de ce moyen d'assainissement , et je pense que la physiologie humaine et la physiologie végétale sont assez avancées l'une et l'autre pour nous le dire avec une exactitude mathématique, car voici à quoi se borne le problème à résoudre :

PREMIÈRE QUESTION. — Combien, en moyenne, un homme , un habitant de Bordeaux, par exemple, brûle-t-il de carbone en un jour pour la satisfaction de tous ses besoins?

DEUXIÈME QUESTION. — Combien une forêt d'une certaine étendue, d'un hectare, par exemple, s'assimile-t-elle de carbone en un jour par la fonction respiratoire de tous les végétaux qui la composent ?

Le problème se réduit évidemment à la comparaison de ces deux termes , car le carbone brûlé par l'homme est versé dans l'atmosphère à l'état d'acide carbonique qui est délétère , et l'acide carbonique décomposé par les végétaux leur fournit le carbone dont ils ont besoin pour s'accroître, tandis que l'oxygène vivifiant est en même temps restitué à l'atmosphère.

PREMIÈRE QUESTION. — Combien, en moyenne, un habitant de Bordeaux brûle-t-il de carbone en un jour pour la satisfaction de tous ses besoins?

Nous avons à considérer les besoins physiologiques et les besoins domestiques et industriels.

Comptons :

— Il est admis dans la science, d'après la concordance des expériences réitérées des physiologistes, qu'en moyenne , chaque individu humain produit chaque jour, en respirant,750 litres d'acide carbonique.750 litres d'acide carbonique contiennent 401 grammes de carbone ; ainsi l'on peut dire, en toute vérité , que chaque individu brûle chaque jour, par l'acte respiratoire, 401 grammes de carbone ;

Et par an la quantité totale de. . . . . 146^k 165^g

— Il est difficile d'apprécier exactement la quantité de carbone brûlé par la respiration des animaux domestiques ; je pense qu'on peut l'estimer à la moitié de

A reporter . . . . 146^k 165^g

Report. 146ᵏ 165ᵍ

celle que nous avons notée pour l'homme lui-même ;
soit. 73 082

   — D'après l'intéressant travail de M. Manes, inséré dans
les actes de l'Académie de Bordeaux, il existe dans
cette ville 53 machines à vapeur fixes, formant un total de 400 chevaux vapeur ; chaque cheval de force con-
somme en moyenne 5 kilogrammes de houille par heure ; c'est 17,520,000 k. par an pour 400 chevaux. Toutes réductions faites d'un tiers pour l'hydrogène et les
cendres, et d'un cinquième pour les chômages, il reste
9,344,000 kil. de carbone pur, converti chaque année
en acide carbonique ; en admettant qu'il existe à Bordeaux 100,000 habitants, cela fait par habitant et par an.   93 440

Les bateaux dragueurs ont ensemble 32 chevaux de
force ; ils travaillent dix heures par jour : d'après un
calcul analogue au précédent, ils consomment par habitant et par an. 4 500

Les bateaux naviguant et les locomotives séjour-
nent dans l'intérieur de la ville pendant un temps difficile à déterminer ; la force totale de leurs machines est
d'environ 1,200 chevaux ; pour les départs, les arrivées
et la mise en activité des appareils, je suppose que les
bateaux et les locomotives brûlent dans l'intérieur de
la ville autant de houille que les dragueurs : c'est encore par habitant et par an. 4 500

   — J'ai cherché à évaluer approximativement la quantité de houille brûlée à Bordeaux par les industries qui
n'emploient pas la vapeur : j'ai trouvé par habitant et
par an une quantité totale de.. . . . .   100 »»»

   — Le chauffage et l'éclairage, d'après les chiffres de
l'octroi, portent la consommation de Bordeaux, en bois,
charbon de bois, huiles et graisses, toutes réductions
faites suivant la composition chimique de chacune de
ces substances, à 36,900,000 kil. de carbone pur, ou
par habitant et par an à. . . . .   369 »»»

   — Les renseignements de douane et d'octroi étant
incomplets à cet égard, j'ai dû évaluer approximativement la houille et le coke consommés pour le chauffage

A reporter..... .....   790ᵏ 087ⁿ

Report............... 790ᵏ 687ᵍ

des habitations ; j'ai trouvé par habitant et par an
60 kil. de carbone pur................ 60 »»»

— L'usine à gaz brûle par an, 2,808,000 kil. de coke,
qu'il faut réduire de 10 p. 0/0 pour les cendres ; il
reste en carbone pur 2,527,200 kil., ou par an et par
habitant..................,......... 25 272

La quantité de gaz hydrogène bi-carboné, brûlé chaque jour, est en moyenne de 45,000 mètres cubes. —
1 mètre cube de gaz pèse 981 gram., et contient 843 ᵍʳ,8
de carbone pur ; c'est donc par jour 37,971 kil. de
carbone pur, ou par an 13,859,415 kil., et par habitant et par an................... 138 594
_____
Toutes ces quantités donnent un total de...... 1014ᵏ 553ᵍ

— En définitive, d'après cette somme annuelle divisée par 365
jours, je trouve qu'un habitant de Bordeaux convertit chaque jour
en acide carbonique, pour la satisfaction de tous ses besoins, 2 kil.
779 gr. de carbone.

Deuxième question. — Passons à la seconde question. Combien
une forêt d'un hectare de superficie fixe-t-elle de carbone en un
pour par la fonction respiratoire de tous les végétaux qui la composent ?

— Rien n'est plus facile que de répondre à cette question d'après
les auteurs spéciaux. J'adopte les données fournies à M. Liebig par
M. Heyer, professeur de sciences forestières à Giessen.

Un hectare de forêt dans un terrain de fécondité moyenne produit annuellement 5,300 kil. de bois sec ; le bois sec contient en
moyenne 38 p. 0/0 de carbone ; par conséquent, un hectare de forêt produit annuellement 2,014 kil. de carbone pur, et par jour
5 kil. 517 grammes.

— Nous pouvons maintenant comparer les deux termes : — Un
habitant de Bordeaux vicie l'air en brûlant chaque jour 2 k. 779 g.
de carbone qui sont convertis en acide carbonique ; un hectare de
forêt purifie l'air en fixant chaque jour 5 k. 517 g. de carbone provenant d'acide carbonique décomposé.

C'est-à-dire qu'un hectare de forêt compense à peu près la viciation atmosphérique provenant de l'existence de deux hommes ;

et pour compenser la quantité d'acide carbonique versée dans l'atmosphère par la ville de Bordeaux, il faut la végétation de 50,000 hectares de forêts. A quelle étendue de forêts équivalent nos jardins publics, nos promenades, nos cours ? à 36 hectares environ. C'est assez pour compenser la viciation atmosphérique produite par 72 habitants ; pour 100,000 habitants il en faudrait 1,388 fois davantage.

— En présence de chiffres si énormes, on pourrait se demander s'il est bien possible que la végétation seule suffise à la décomposition de tout l'acide carbonique incessamment produit à la surface de la terre par toutes les combustions et par la respiration de tout le règne animal, et s'il n'est pas nécessaire de rechercher quelque autre source d'oxygène que la respiration du règne végétal. Le problème, ainsi posé, n'est pas tellement complexe qu'on ne puisse essayer de le résoudre au moins d'une manière approximative. Appliquons nos raisonnements à la France, l'un des pays les plus peuplés, et supposons qu'un habitant de la France brûle en moyenne chaque jour la quantité de carbone que nous avons admise pour la consommation d'un habitant de Bordeaux.

Les recherches de M. Liebig sur la végétation ont mis en lumière un fait extrêmement curieux : c'est que les différentes espèces de récoltes qui peuvent être tirées annuellement d'une même étendue de terrain, contiennent toutes, à très-peu de chose près, la même quantité de carbone. Un hectare de froment, ou de betteraves, ou de pommes de terre, ou de prairie, etc., fournit en dernière analyse, chaque année, autant de carbone qu'un hectare de forêt ; en d'autres termes, des surfaces égales de terre propres à la culture produisent annuellement des quantités égales de carbone, et par conséquent assainissent l'air également. Or, quelle est la population spécifique de la France ? Elle est de 64 habitants par kilomètre carré, c'est-à-dire, de 64 habitants pour cent hectares ; mais, d'après nos calculs, un kilomètre carré de terrain couvert de végétaux détruit l'acide carbonique produit par 200 habitants : d'où il résulte que, si toute la surface du sol était en pleine végétation, le rapport de la viciation à l'assainissement serait comme 64 est à 200 ; en réduisant la surface couverte de végétaux à la moitié de l'étendue du territoire, l'activité de la destruction de l'acide carbonique et de l'assainissement serait encore représentée par le nombre 100, la viciation restant exprimée par le chiffre 64.

— Il serait curieux de déduire toutes les conséquences de ce rai-

sonnement ; je n'ose le faire en ce moment, de peur de m'écarter
par trop de mon sujet; qu'il me suffise de constater que les évalua-
tions de consommation de carbone que j'ai présentées semblent
plutôt trop faibles que trop élevées,ce qui affermit mes déductions;
et qu'il me soit permis de faire remarquer qu'en contact avec cet
appareil de décomposition qui hérisse toute la surface de la terre
et qui tapisse le fond des eaux , avec cet appareil incommensura-
ble dont la moindre foliole verte, la plus petite utricule végétale ,
est un élément actif, toutes les quantités d'acide carbonique émises
par le règne animal, par les volcans, par les sources minérales, par
toutes les combustions et les réactions lentes ou rapides , sont dé-
composées à mesure qu'elles sont produites, après avoir fait dans
l'océan atmosphérique un séjour transitoire.

— Le carbone est le mobile principal de l'organisation , dont la
chaleur , la lumière et l'oxygène sont comme les moteurs.

— Le carbone circule des végétaux aux animaux. Les végétaux
le puisent dans l'atmosphère sous forme d'acide carbonique. Il
est entré dans l'organisation par le règne végétal , il en sort par
le règne animal , et le même cercle incessamment recommence.

— Reconnaissons , Messieurs, la majesté créatrice dans la gran-
deur des effets et la simplicité des moyens.

— Revenons à notre sujet dont ces considérations nous ont un
peu écarté.

— Pour comparer ces deux termes : un hectare de forêt et deux
habitants , il faut faire abstraction des mouvements de l'atmosphère , il faut supposer que la forêt végète et que les hommes vi-
vent dans le même espace comme sous une cloche.

— Cette remarque nous conduit à un autre ordre d'idées peu fa-
vorable à l'influence de la végétation de nos arbres sur la purification de l'air que nous respirons. L'atmosphère terrestre est continuellement en mouvement : lorsque le vent est à peine sensible,
l'air est encore animé d'une vitesse de 2 kilom. à l'heure ; tels sont
les plus faibles courants horizontaux ; les mouvements verticaux
contribuent aussi à mêler sans cesse toutes les couches de l'atmosphère, ils sont causés par les moindres différences de température.
Il ne faudrait pas oublier non plus l'élasticité indéfinie des gaz
et la force répulsive de leurs molécules; lorsqu'un gaz est dégagé
dans l'espace, ses molécules se repoussent mutuellement et ten-
dent à s'écarter indéfiniment jusqu'à ce qu'un obstacle s'oppose à
un écartement plus grand. De cette importante propriété des gaz

résulterait rapidement, et de toute nécessité, l'homogénéité à peu près absolue de l'atmosphère, quand même les dilatations et les contractions causées par les changements de température n'y détermineraient pas d'immenses courants et des mouvements continuels dans tous les sens.

Ces mouvements annihilent l'effet appréciable des sources les plus actives d'acide carbonique; ainsi, au centre même d'une usine où se brûlent chaque jour des centaines de tonneaux de charbon, l'air recueilli n'offre pas à l'analyse une composition sensiblement différente de celle qu'il présente ordinairement en rase campagne ou en pleine forêt.

— C'est pour cela que personne n'a jamais pensé que le voisinage des usines fût insalubre, à cause des feux qu'on y entretient. Si l'on redoutait raisonnablement l'influence des usines sur la santé des citadins, il y aurait à faire quelque chose de mieux que des planter quelques arbres dans les villes, ce serait d'éloigner autant qu'on le pourrait toutes les combustions considérables ou de les orienter en raison des vents dominants, car une seule usine, l'usine à gaz, par exemple, verse dans l'atmosphère de Bordeaux la même quantité d'acide carbonique que 16,000 habitants, une quantité qui ne peut être décomposée que par 8,000 hectares de terrain couvert de végétaux.

D'après cette discussion, je serais en droit de conclure dès à présent que les plantations d'arbres dans l'intérieur des villes ne peuvent jamais être une cause d'assainissement appréciable en décomposant l'acide carbonique; et pourtant, Messieurs, je n'ai pas encore fait usage de mes arguments les plus puissants. Je prie ceux que j'ai eu déjà le bonheur de convaincre, de vouloir bien m'accorder encore quelques instants d'attention; j'ose leur promettre une conclusion nouvelle et peut-être plus inattendue.

— Si la végétation des arbres dans l'intérieur des cités assainit l'air qu'on y respire, elles devraient être d'autant plus saines qu'elles contiennent plus d'arbres, elles devraient être plus saines pendant l'été que pendant l'hiver; et que deviendraient les villes, les provinces, les royaumes du Nord à la fin de l'hiver, lorsque depuis sept ou huit mois d'énormes centres de population versent dans l'atmosphère des flots d'acide carbonique, sans que la végétation compense en rien des causes de viciation si puissantes et si prolongées? Eh bien! Messieurs, dans les villes qui contiennent le moins d'arbres comme dans les forêts, dans le Nord, dans le Midi, en été, en hiver, partout et toujours, la composition de l'air, quant aux rapports des quantités d'oxygène, d'azote et d'acide carbonique , est toujours la même au point de vue de l'hygiène. La chimie reconnaît quelques variations quant aux proportions d'acide carbonique, mais, je le répète, il est impossible, au point de vue de l'hygiène, de leur attribuer aucune importance.

Les oscillations les plus fortes notées par Théodore de Saussure à la suite de 104 observations faites dans les circonstances les plus variées ne se sont jamais élevées jusqu'à 3 dix-millièmes du volume de l'air ! Mais ce qui change souvent et dans des limites très-étendues, c'est la proportion de vapeur d'eau.

Nous étudierons tout à l'heure une cause d'humidité atmosphérique constamment active.

— J'ai quelquefois entendu dire par des gens peu versés dans l'étude des sciences, que les arbres ont l'avantage d'agiter l'air, d'en mélanger les couches, et que cela est une cause d'assainissement. Je ne m'arrêterais pas à réfuter cette opinion, si pour combattre un préjugé il ne fallait pas le poursuivre dans toutes ses retraites. Messieurs, lorsque les arbres sont agités, c'est qu'il fait du vent, c'est la force d'impulsion de l'air qui entraîne la cime des arbres, et l'élasticité de la tige détermine un mouvement d'oscillation ; il est donc absurde de prétendre que les arbres agitent l'air. Les arbres sont immobiles, et c'est l'air qui est en mouvement ; une brise capable d'agiter les arbres parcourt plus de quatre lieues à l'heure, et l'effet réel des arbres, c'est de diminuer la rapidité du mouvement de l'air, ainsi que tout obstacle diminue la rapidité d'un courant quel qu'il soit. Si vous voulez favoriser les courants de l'atmosphère inférieure, il faut enlever les obstacles , il faut abattre les arbres ; la surface des mers est le royaume des vents , ils y sont libres , ils y sont maîtres, rien ne les y arrête.

— Vous le voyez, Messieurs, l'opinion publique s'est vraiment trop hâtée d'introduire dans la pratique les données de la science ; quelques arbres plantés dans l'intérieur d'une ville décomposent l'acide carbonique, en effet, mais si peu, que l'assainissement local qui en résulte est nul pour la santé des habitants. L'immensité de l'atmosphère est assainie par la végétation d'un hectare de forêts, comme le niveau des mers est élevé par l'écoulement d'un

ruisseau. — Oui, sans doute, la végétation maintient l'uniformité
de composition atmosphérique; oui, le règne végétal et le règne animal sont solidaires l'un de l'autre à la surface de la terre: c'est une
de ces harmonies qu'on ne peut raconter sans enthousiasme, et
dont la connaissance ennoblit l'esprit humain; mais tous les efforts
des hommes ne peuvent ni modifier ni contrarier un aussi grand
phénomène.

— J'aborde maintenant une autre face de la question. J'ai étudié
les plantations d'arbres dans l'intérieur des villes au point de vue
de l'assainissement ; voyons si elles ne pourraient pas être au contraire une cause d'insalubrité.

—Rappelons d'abord un fait sur lequel tout le monde est d'accord :
les habitations sont d'autant plus salubres qu'elles sont plus sè-
ches, mieux aérées et mieux éclairées, et qu'il est plus facile de
s'y garantir des variations de température. Tous les auteurs qui
ont écrit sur l'hygiène publique recommandent avant tout la sé-
cheresse des habitations et le libre accès de l'air et du soleil. Que
de maladies sont causées par le froid, par l'humidité et par l'obscurité ! Or, c'est dans les grandes villes surtout que les popula-
tions s'abâtardissent; c'est dans les villes que les enfants sont scro-
fuleux, que les hommes sont débiles , que les femmes sont rachitiques et étiolées, que la vieillesse est rare ou hâtive. Pourquoi ?
Tout le monde le sait.Dans les villes tout est cher, même l'espace :
aussi les rues sont étroites, les habitations sont resserrées, les ou-
vriers s'entassent par nécessité dans des galetas, et les commerçants
par économie dans des arrière-boutiques; quant aux riches, je
les ai vus trop souvent par ignorance , par mode ou par hypocon-
drie, sous prétexte de plaisir ou d'ostentation, fermer leurs per-
siennes, fermer leurs fenêtres , fermer de doubles rideaux , et se
rassembler trois cents dans des salons parfaitement confortables
pour l'habitation ordinaire de dix personnes. Ils choisissent dans
leurs vastes demeures le réduit le plus étroit et le moins aéré pour
leur séjour ordinaire et pour l'éducation de leurs enfants. Le froid
devient pour eux un épouvantail fantastique ; ils s'ensevelissent la
nuit dans des alcoves qui ne sont jamais assez bien fermées, et ils
croisent de leurs propres mains, sur leurs enfants endormis, d'épais
rideaux qui interceptent l'élément vital dont ces victimes de l'o-
pulence ont besoin tout autant que les victimes de la misère.
Pardonnez-moi cette digression qui ne m'éloigne pas trop de

mon sujet, puisque je dirai tout à l'heure que les arbres ne devraient jamais ombrager les maisons, ni diminuer l'accès de l'air et de la lumière à travers les ouvertures dont elles sont percées. Je le demande à tous les médecins qui sont ici, combien de fois n'ont-ils pas gémi de ne pouvoir pas administrer à des enfants lymphatiques, à des femmes languissantes, à de chétives créatures que menace la phthisie, ces toniques puissants qui ne devraient rien coûter, ces principes de vie que Dieu accorde à l'homme et qu'il l'a dispensé d'acheter à la sueur de son front, de l'air et du soleil, de l'air pur et de la lumière !

—Les arbres répandent constamment autour d'eux, à l'état de vapeur, une quantité d'eau très-considérable et sur laquelle nous possédons des données positives.

Il est facile de connaître la quantité d'eau qu'un végétal élevé dans un vase émet chaque jour dans l'atmosphère par la transpiration; il suffit pour cela de recouvrir exactement l'orifice du vase avec une platine métallique percée de deux trous dont l'un donne passage à la tige et dont l'autre habituellement fermé sert à l'introduction des arrosements. Le poids de l'eau versée sur les racines est connu, le poids du vase et de la plante est constaté chaque jour, on peut donc savoir la quantité d'eau qui s'évapore journellement par les feuilles. Cette curieuse expérience de de Hales a été souvent répétée et variée; elle a donné les résultats suivants : la transpiration est d'autant plus rapide que les plantes sont plus vigoureuses et mieux éclairées; d'une surface couverte de végétaux il s'exhale, pendant la période annuelle de végétation, une quantité d'eau qui formerait, si elle ne s'évaporait pas à mesure, un lac de la même étendue et de 1 mètre 30 centimètres de profondeur. Ainsi un arbre vigoureux, couvrant, je suppose, 40 mètres carrés de terrain, émet dans l'atmosphère par la transpiration 52 mètres cubes d'eau dans l'espace d'une saison.

Les proportions énormes que prend ce phénomène d'évaporation par les feuilles des arbres, ont été confirmées par les curieuses expériences de M. Boucherie. — Lorsqu'on a recours à l'activité vitale pour faire pénétrer dans la substance même du bois les solutions salines qui doivent lui communiquer des propriétés nouvelles, c'est plusieurs hectolitres de ces solutions qu'il faut fournir en quelques jours pour remplacer ce qui s'évapore par un seul bouquet terminal de feuilles.

Les agriculteurs avaient découvert l'activité surprenante de

cette fonction; depuis longtemps on plante des arbres dans les
terrains marécageux qu'on veut dessécher. Dans les terrains marécageux de l'Ohio, entre Zanersville et New-Lancaster, le principal moyen de dessèchement est la culture en grand de l'hélianthe
annuel.

— Il faut conclure de ces faits que des quantités d'eau très-con-
sidérables, qui dans la profondeur du sol, sous le pavé des rues, seraient restées sans influence sur la santé publique, sont puisées
par les racines des arbres que nous cultivons dans un vain espoir
d'assainissement et sont répandues dans l'air autour de nos habitations.

— Ce n'est pas tout encore; les arbres retiennent l'eau des pluies.
Si l'on s'abrite sous un arbre un peu touffu pendant une violente
averse, on peut voir devant soi les eaux se rassembler et s'écouler
rapidement après avoir lavé les rues et le ruisseaux; cependant le
feuillage est à peine pénétré.

Un rayon de soleil, un coup de vent suffisent pour sécher un sol
battu ou pavé, mais les arbres restent longtemps humides, ils
rendent lentement à l'atmosphère l'eau qu'ils ont retenue et qu'ils
ont empêché de s'écouler à mesure qu'elle tombait.

— Ne croyez pas, Messieurs, que j'entasse à plaisir des arguments
frivoles. La quantité d'eau que les arbres retiennent ainsi pour en
imprégner peu à peu l'atmosphère est plus considérable qu'on ne
croirait. L'industrie s'est emparée de ce moyen d'évaporation dont
la nature fournissait l'idée première. Dans beaucoup d'exploita-
tions de sources salées, on évapore les eaux en les faisant tomber
à travers des amas de fascines exposées à des courants d'air; ar-
rêtée à la surface de tous les ramuscules qu'elle humecte, la solu-
tion saline est en contact avec l'air dans une immense étendue, et
bientôt elle est assez concentrée pour laisser déposer des cris-
taux.

— Après les nuits claires, les arbres sont humides de rosée; chaque feuille tient suspendue une goutte d'eau qui brille aux rayons
du soleil comme un diamant : ces perles, ces diamants, tous ces
joyaux dont les poètes se croient trop souvent obligés d'orner la
magnificence calme de la nature et la fraîcheur du matin, tout cela
est délicieux dans les bois, le long des ruisseaux; mais à trois pas
de nos habitations, il faut se souvenir que c'est un phénomène phy-
sique dont l'hygiène doit juger les effets sur la santé publique.

Après la rosée comme après la pluie, l'eau retenue par les arbres doit s'évaporer dans l'atmosphère ; les arbres trempés d'eau par la rosée sont donc une cause d'humidité toujours active, toujours renaissante qu'il ne faudrait pas entretenir à une trop petite distance des maisons.

— A toutes ces considérations, il faut ajouter encore que les arbres plantés trop près des maisons interceptent le soleil, c'est-à-dire la lumière et la chaleur. L'influence de la lumière sur les animaux n'est pas moindre que sur les végétaux ; c'est le manque de lumière qui produit sur les végétaux l'étiolement, et cette prédominance des fluides blancs, cet état de mollesse de tous les tissus qui pour les hommes n'est pas encore l'infection scrofuleuse , mais qui y mène, cette sorte d'anémie qui se termine par les engorgements abdominaux et la phthisie pulmonaire.

— J'accuse aussi les arbres d'empêcher la chaleur de pénétrer dans les habitations. Il est vrai qu'à cet égard ils rendent quelques services pendant quatre mois, ce sont des services de pur agrément qui frappent les yeux ; puis l'idée d'amener jusque chez soi quelque chose des charmes de la campagne séduit le citadin ; mais ces arbres nuisent pendant huit mois par une action lente et continue que le raisonnement seul peut découvrir ; ils nuisent gravement dans les villes, au sein de ces fourmilières où se trouvent déjà concentrées des causes si nombreuses d'humidité, tant de réduits que la lumière et la chaleur n'assainissent jamais. Dans les villes, l'air doit circuler, le soleil et sa lumière doivent pénétrer librement partout ; là bien assez d'êtres avides de vivre se disputent les éléments vitaux ; éloignons, je vous en conjure, éloignons ces convives inutiles ; ce sont des géants insatiables, ils vont chercher au-dessus de nos têtes le rayon bienfaisant que le ciel nous envoyait pour nous vivifier.

— Je vais maintenant reconnaître quelle part il faut faire à l'embellissement que procurent les arbres.

— L'embellissement, voilà une grande question.

Messieurs, une double file de grands arbres formant une voûte de verdure, c'est une admirable chose ; une avenue de haute-futaie annonce la richesse et la magnificence, et décore merveilleusement un parc, un jardin public ; mais les arbres qui languis-

sent dans nos rues principales, convenons de bonne foi qu'ils n'ont
rien de majestueux. Je ne prétends pas que mon avis décide une
question de goût, mais j'ose déclarer formellement mon opinion ;
je trouve, quant à moi, que les arbres de nos cours, tels qu'ils sont,
sont pour la plupart fort laids. Ils ne sont pas dans de bonnes conditions de développement; le pavé d'une rue , le bitume d'un trottoir, ou même le sol battu et durci seulement par le passage des
piétons , empêchent l'accès de l'eau pluviale et de l'air jusqu'aux
racines ; la poussière et la fumée, le gaz, les infiltrations ménagè-
res, tout cela empoisonne les arbres ; et de même que, trop près de
nos habitations, ils sont pour nous une cause d'insalubrité, de même
nos habitations sont pour eux une cause de dépérissement et de
mort. La mortalité parmi eux est si rapide que la plantation est
toujours inégale , les petits sont maigres , les grands font des con-
torsions désespérées, tous sont rachitiques.— Les grands végétaux
sont créés pour les grands horizons, leurs cimes majestueuses font
de hideuses grimaces quand elles se dessinent sur un fond de ma-
çonnerie.

—Etudions maintenant la question d'agrément ; elle est à double
face. Il faut examiner , 1° l'agrément que les arbres plantés près
des maisons procurent aux propriétaires et aux habitants de celles-
ci ; 2° l'agrément qu'ils procurent aux promeneurs et aux gens
qui circulent pour leurs affaires.

— Docteur, me disait il y a quelques mois un personnage à l'ex-
térieur grave et distingué, faites-moi le plaisir de m'indiquer quel
est le meilleur moyen de faire périr les arbres. — Vous êtes pro-
priétaire.... — Non, dit-il, je suis locataire. — Où demeurez-vous
donc ? — Cours de Tourny (je tais le numéro). — Monsieur, le
meilleur moyen de faire périr les arbres trop voisins qui vous gê-
nent, c'est de.... c'est d'obtenir qu'ils soient abattus par l'autorité
municipale, et c'est un progrès qui se réalisera, j'espère, dans une
ville intelligente comme la nôtre. Je fis cette réponse avec toute
la fermeté nécessaire pour qu'on ne me prît plus pour un empoi-
sonneur, même de végétaux ; cependant, je dois avouer qu'elle ne
me parut pas émouvoir profondément ce consultant d'une nouvelle espèce. Il a probablement trouvé ailleurs les conseils
dont il avait besoin, car, en passant ces jours-ci dans les en-
virons de sa demeure, je vis trois grands ormes.... que ces maudi-

les infiltrations du gaz de l'éclairage avaient encore fait périr ; cependant je crus pouvoir noter ce fait comme une preuve de l'agrément que les arbres voisins procurent aux locataires des maisons.

— Messieurs, le patriotisme est une belle chose, mais il se mêle toujours un peu de limon dans l'or des plus belles actions humaines. A la révolution de juillet, vous ne pouvez vous figurer avec quelle rapidité j'ai vu s'élever les barricades sur les boulevards intérieurs de Paris ; les propriétaires des maisons travaillaient avec une ardeur sans égale, chacun devant sa porte, une hache à la main ; quelques prolétaires entassaient des pavés arrachés péniblement ; mais les propriétaires, avec un admirable ensemble, préféraient manifester leur amour pour la Charte en sacrifiant les plus beaux arbres ; et le soir, on avait le cœur tout gonflé d'orgueil et tout plein d'enthousiasme, on avait sauvé sa patrie et démasqué sa maison !

Ah ! s'il était permis pour un seul jour, aux habitants et aux propriétaires de nos cours, d'exprimer librement et par des actes leurs sentiments pour les ennemis qui interceptent l'air et la lumière, j'en suis certain, l'étranger qui les verrait travailler à l'envi au renversement de ces arbres, à présent si bien protégés par la loi, croirait que les jours funestes de la révolution sont revenus, et que la foule, tyrannisée, remplit le plus saint des devoirs.

— J'ai porté contre les arbres des accusations si graves, que je renonce à leur reprocher un simple défaut de sociabilité ; je ne parlerai donc pas des cousins qu'ils engendrent, et qu'ils ne peuvent pas nourrir.

Maintenant, Messieurs, serez-vous surpris que le conseil municipal ait maintes fois reçu des pétitions collectives, demandant avec instance la suppression des arbres dans telle ou telle partie de la ville de Bordeaux?

Il est donc surabondamment prouvé que les arbres trop voisins des maisons ne procurent aucun agrément ni aux propriétaires, ni aux locataires ; et cependant le bien-être, le vœu des citoyens qui passent leur vie dans les maisons ne mérite-t-il pas d'être pris en sérieuse considération, même avant l'agrément des pro-

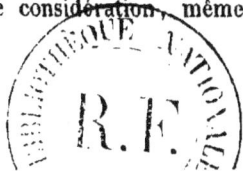

meneurs ? Cependant cette dernière partie de la question ne doit pas être négligée.

— S'il était possible de parcourir une ville dans toute son étendue, à l'ombre d'une voûte impénétrable de verdure, ce serait véritablement très-agréable pour les promeneurs et pour les gens affairés ; mais, dans l'état actuel des choses, il faut convenir que ce résultat n'est rien moins qu'obtenu. Les petits arbres n'ombragent rien parce qu'ils sont petits, et les grands abandonnés à eux-mêmes ombragent à peine la voie publique parce qu'ils sont trop grands ; l'un divague vers la gauche et l'autre vers la droite ; et les trois quarts du temps le trottoir reçoit en plein le soleil. Tel est le résultat du système actuellement adopté pour la taille des arbres qui sont censés ombrager les cours intérieurs de nos villes : les maisons sont masquées et la voie publique est mal abritée ; c'est précisément le contraire qu'on devrait tâcher d'obtenir , et je ne crains pas d'avancer qu'on pourrait l'obtenir aisément.

Je dirai tout à l'heure par quels moyens.

Je me résume et je conclus :

1° La plantation des arbres dans l'intérieur des villes ne produit aucun assainissement appréciable. Il existe une trop grande disproportion entre la production d'acide carbonique résultant de la vie d'une cité et la purification atmosphérique résultant de la respiration de quelques milliers d'arbres plantés dans les rues principales.

2° Les grands arbres plantés trop près des maisons sont une cause très-puissante d'insalubrité. Ils rendent l'atmosphère humide autour d'eux: parce que leur transpiration verse dans l'air d'énormes quantités d'eau; parce qu'ils retiennent les eaux pluviales , lesquelles, au lieu de s'écouler rapidement à la surface du sol, s'évaporent peu à peu dans l'atmosphère ; parce qu'ils déterminent pendant la nuit la précipitation de l'humidité atmosphérique sous forme de rosée, et que cette rosée dont ils sont trempés, comme s'il avait plu, retourne dans l'atmosphère à l'état de vapeur pendant le jour.

De plus, ils nuisent à la libre circulation de l'air, et ils interceptent la lumière et la chaleur ; c'est un inconvénient très-grave dans l'intérieur des villes , où tous les efforts de l'administration publique doivent favoriser la pénétration de l'air, de la chaleur et de la lumière, jusque dans les habitations les plus basses et jusque dans les réduits les plus reculés.

L'air, la chaleur et la lumière sont comme les moteurs chimiques et physiques de l'organisation. Ce sont les seuls et les vrais agents de la salubrité des habitations.

3° Les arbres plantés dans les voies principales, d'après le système actuellement adopté à Bordeaux, produisent un embellissement très-contestable ; ils sont dans de mauvaises conditions pour végéter vigoureusement ; la plantation est continuellement déparée par la maladie ou la mort naturelle ou provoquée d'un très-grand nombre de sujets.

4° Autant les arbres sont une chose délicieuse à une certaine distance des maisons, lorsque seulement ils ne portent pas leur ombre sur elles, autant ils deviennent incommodes et nuisibles lorsqu'ils sont assez près pour intercepter les rayons du soleil.

5° Voici le système que je proposerais d'adopter afin de concilier l'intérêt capital de la santé publique avec l'agrément des promeneurs.

— Les voies qui ont au moins trente mètres de largeur pourraient seules être plantées d'arbres.

— Les arbres formeraient une avenue dans le milieu de l'espace existant entre les maisons (ce qui, d'ailleurs, est déjà adopté au pavé des Chartrons), mais l'avenue n'aurait que cinq mètres de largeur pour les rues de 30 mètres.

— Les arbres seraient taillés horizontalement à la hauteur de six mètres, de manière à former une voûte de verdure ; les branches du côté des maisons seraient taillées et alignées rigoureusement à 0^m 50 du tronc.

— Ainsi les maisons seraient au moins à 12 mètres des arbres ; ceux-ci , n'ayant que six mètres de hauteur, ombrageraient rarement les rez-de-chaussée et toujours le trottoir mitoyen réservé aux promeneurs. Enfin , ils cesseraient de nuire aux habitants et d'exciter l'animadversion des propriétaires.

— En terminant, qu'il me soit permis de témoigner un regret, c'est que des arbres ne soient point plantés à Bordeaux le long du port, au sommet des cales : là ils seraient assez distants des maisons pour ne produire aucune incommodité ; s'ils étaient taillés horizontalement, à la hauteur de 5 ou 6 mètres, ils n'intercepteraient même pas la vue de la rivière ; ils offriraient aux nombreux travailleurs et aux bateliers un abri salutaire pendant les chaleurs de l'été, et ils formeraient sans contredit la plus délicieuse de nos promenades.

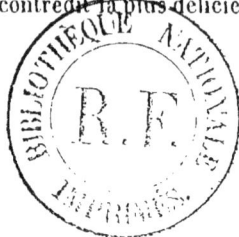

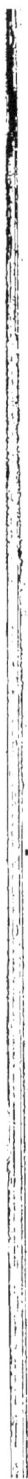

www.ingramcontent.com/pod-product-compliance
Lightning Source LLC
Chambersburg PA
CBHW060530200326
41520CB00017B/5193